GUIDE

DES

ENFANTS AUX BAINS DE MER

PAR

LE Dr BROCHARD

Chevalier de la Légion d'honneur et de l'Ordre Royal
de Charles III d'Espagne,
Lauréat de l'Institut et de l'Académie de médecine,
Professeur libre d'Hygiène et des Maladies des Nourrissons
à l'École pratique de la Faculté de médecine de Paris

NEUVIÈME ÉDITION

Publiée par le Dr BROCHARD Fils.

Prix : 60 Centimes

PARIS
LIBRAIRIE J.-B. BAILLIÈRE ET FILS
Rue Hautefeuille, 19, près le boul. St-Germain

LYON
VITTE & PERRUSSEL, IMPRIMEURS-ÉDITEURS
58, RUE SALA, ET PLACE BELLECOUR, 3 ET 5

1885

Ouvrages du même Auteur

Guide pratique de la Jeune Mère, ou l'Education du Nouveau-Né, soins à donner à l'enfant. 3e édition, revue par le Dr Brochard fils. 1 joli vol. in-18, enrichi de la photographie de l'auteur. . . . . 2 fr. 50

L'Ouvrière, mère de Famille. 1 vol. in-18 jésus. . . . . 0 fr. 50

Des Bains de mer chez les Enfants, couronné par l'Académie de Médecine (médaille d'argent). 2e édit. 1 vol. in-18 illus. 2 fr. 50

La Vérité sur les Enfants trouvés, avec une lettre de M. le comte de la Guéronnière (Prix Monthyon). In-18. . . . . . 3 fr. 50

L'Art d'élever les Enfants. In-18. 0 fr. 25

Le Journal de la Jeune Mère, années 1874 et 1875, deux jolis volumes illustrés, formant une véritable encyclopédie à l'usage des Mères de famille. — Prix des deux volumes. . . . . 12 fr. »

De l'Allaitement maternel, étudié au point de vue de la Mère, de l'Enfant et de la Société. 1 vol. in-18 raisin. . . . . 2 fr. »

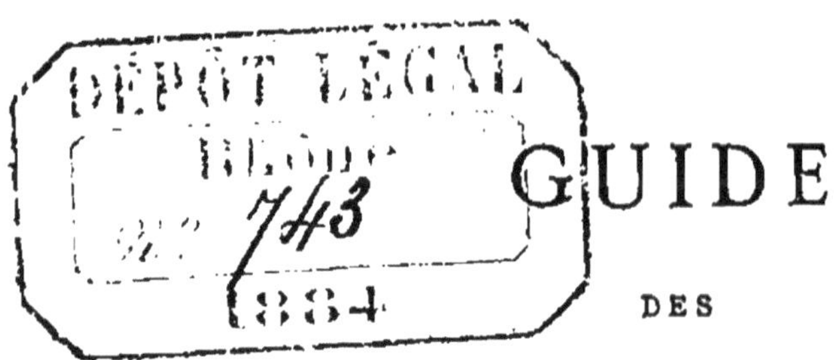

GUIDE

DES

ENFANTS AUX BAINS DE MER

PAR

LE Dr BROCHARD
Chevalier de la Légion d'honneur et de l'Ordre Royal
de Charles III d'Espagne,
Lauréat de l'Institut et de l'Académie de médecine,
Professeur libre d'Hygiène et des Maladies des Nourrissons
à l'Ecole pratique de la Faculté de médecine de Paris

NEUVIÈME ÉDITION

Publiée par le Dr BROCHARD Fils.

Prix : 60 Centimes

PARIS
LIBRAIRIE J.-B. BAILLIÈRE ET FILS
Rue Hautefeuille, 19, près le boul. St-Germain

LYON
VITTE & PERRUSSEL, IMPRIMEURS-ÉDITEURS
58, RUE SALA, ET PLACE BELLECOUR, 3 ET 5

1885

TABLE DES CHAPITRES

AVANT-PROPOS

En publiant cette nouvelle édition du GUIDE DES ENFANTS AUX BAINS DE MER, *je suis heureux de constater la faveur qu'a rencontrée cette brochure auprès du public.*

Je saisis cette occasion pour offrir à la Presse tous mes remerciements : les éloges qu'elle a adressés à cet opuscule et aux différents ouvrages qu'a publiés mon père sur l'hygiène infantile, me sont précieux. Ils prouvent de la façon la plus éloquente que ses efforts n'ont pas été stériles : ses travaux ont rendu un service réel. C'est le but qu'il s'était proposé.

Voreppe (Isère), 1er août 1884.

Dr BROCHARD Fils.

PRÉFACE

Les personnes qui conduisent des enfants aux bains de mer sont quelquefois fort embarrassées lorsqu'elles arrivent sur la plage qu'elles ont choisie. Quelques-unes d'entre elles, qui voient l'Océan pour la première fois, ont des idées peu exactes sur les phénomènes de la mer et sur la médication maritime. Elles ignorent l'heure, le moment de la marée auxquels il convient de faire baigner les enfants. Le phénomène des marées même leur est étranger, et c'est ce phénomène cependant qui doit régler l'emploi du temps des petits baigneurs, car, par ses phases diverses, il modifie toujours l'action du bain de mer.

Sur la côte, tout est nouveau pour ces personnes, jusqu'à l'hygiène que les enfants doivent observer au bord de la mer, et qui diffère entièrement de celle qu'ils sont habitués à suivre, dans les diverses localités de l'intérieur de la France qu'ils habitent.

J'ai vu si souvent ces embarras, ces incertitudes, les fautes graves qui en ont été la conséquence, que je crois rendre service aux parents qui conduisent leurs enfants aux bains de mer, en leur donnant quelques conseils clairs et précis sur la manière dont on doit diriger la médication maritime chez les enfants, si l'on veut en retirer un véritable bénéfice. Tel est le but que je me propose, en publiant ce GUIDE DES ENFANTS AUX BAINS DE MER.

Les conseils que je donne dans ce GUIDE *ont, depuis longtemps, subi le contrôle de la science et de la pratique. Ils sont tous extraits de mon livre :* DES BAINS DE MER CHEZ LES ENFANTS, *que l'Académie de médecine a couronné, qui a déjà eu deux éditions, et qui a eu, en outre, les honneurs d'une double traduction étrangère* (1).

Le succès de ce livre tient évidemment à la nature du sujet traité, qui a, au point de vue de l'hygiène infantile, un intérêt immense. Mais il tient aussi à ce que cet ouvrage a été écrit au bord de la mer. J'ai dit CE QUE J'AI VU *et non ce que que j'ai lu. J'ai voulu faire profiter le corps médical et le public des observations que j'avais faites, pendant trois années consécutives, sur la médication maritime appliquée à l'enfance, et apprendre aux pères et aux mères de famille toutes les ressources que cette médication offre dans le jeune âge.*

(1) *Des Bains de mer chez les Enfants*, par le Docteur Brochard, chevalier de la Légion d'honneur, lauréat de l'Institut. Ouvrage couronné par l'Académie de médecine, 2e édition, 1 vol. in-18. Prix : 2 fr. 50.

Mais, sur une plage à la mode, où les distractions sont si grandes, si variées, on n'a pas le temps de lire un ouvrage sérieux, et pourtant, c'est au bord de la mer, au moment où l'on fait prendre des bains à des enfants, que l'on a besoin des conseils minutieux que renferme ce livre, que l'on a peut-être lu, mais que l'on n'a plus sous la main.

Afin de remédier à cet inconvénient, j'ai résumé dans ce Guide *toutes les règles de la médication maritime. Avec ce petit livre, qu'elles pourront toujours avoir avec elles, les mères de famille ne seront jamais embarrassées pour fixer l'heure, la durée du bain de leurs enfants, pour savoir le régime qu'elles doivent leur faire suivre, les promenades qu'elles doivent leur permettre, les imprudences, les accidents, les dangers dont elles doivent les préserver.*

Voici le plan de ce Guide :

Après avoir démontré l'utilité des bains de mer chez les enfants, je décris les phénomènes de l'Océan et ceux de l'atmosphère maritime, qui exercent sur l'organisme des petits baigneurs une si grande influence. J'explique brièvement l'action des bains de mer chez les enfants, et j'énumère les maladies de l'enfance qui réclament cette médication. Ces deux questions, longuement traitées dans l'ouvrage dont je viens de parler, forment ici deux chapitres très courts. J'insiste sur le choix tout spécial que l'on doi

GUIDE

DES

ENFANTS AUX BAINS DE MER

CHAPITRE PREMIER

UTILITÉ DES BAINS DE MER CHEZ LES ENFANTS

Tous les médecins ont, dans leur clientèle, des enfants pâles, étiolés, à chairs molles, à peau blafarde, à muscles peu développés, chez lesquels l'appétit est nul ou capricieux, quelquefois entièrement dépravé. Lorsque l'on passe la main sur les parties latérales du cou de ces enfants, on sent quelquefois de petits ganglions qui roulent sous le doigt. Chez les uns, il existe une inflammation peu intense de la muqueuse oculaire ou palpébrale; chez les autres, on aperçoit un eczéma léger autour du nez, des lèvres *faire de la plage sur laquelle on conduit des enfants, puis j'indique les règles que les enfants doivent suivre sur les bords de l'Océan. Ces deux dernières questions sont ici longuement traitées.*

Si quelques personnes trouvaient minutieux les conseils que je donne sur la manière dont les enfants doivent se baigner, sur la manière dont ils doivent vivre, s'habiller, etc., je dirais que les deux agents de la médication maritime, l'eau et l'air de la mer, ont une action tellement énergique que rien n'est indifférent dans cette médication, et que les plus légères imprudences, les plus simples écarts de régime, peuvent avoir, au bord de la mer, les plus graves conséquences. La médication maritime ne réussit qu'à la condition d'être toujours considérée comme une médication sérieuse.

Puisse ce Guide *prévenir désormais, chez les enfants, les imprudences, les accidents, les erreurs de régime dont j'ai si souvent été témoin sur les bords de l'Océan. Puisse-t-il familiariser tous les pères et toutes les mères de famille avec la médication maritime, qui exerce, dans le jeune âge, une influence si heureuse sur le développement du corps, qu'elle devrait être, selon moi, le complément obligé de l'éducation physique de tous les enfants.*

Dr Brochard.

ou des oreilles; chez d'autres enfin, il existe un gonflement plus ou moins prononcé de la lèvre supérieure, un suintement, quelquefois même un écoulement du conduit auditif. Ces accidents sont souvent dus à la dentition, à la croissance, au mauvais régime que suivent les enfants, ou à une faiblesse constitutionnelle.

Le nombre de ces petits malades est considérable dans les grandes villes, et dans les contrées froides et humides du centre de la France.

Les causes qui produisent cet état que l'on appelle *lymphatisme*, *faiblesse constitutionnelle*, sont aussi nombreuses que variées. L'habitation dans une contrée froide et humide, une alimentation insuffisante ou peu réparatrice, une vie trop sédentaire, une hygiène mal entendue, une mauvaise éducation, des repas mal réglés occasionnent chez les enfants tous ces accidents.

Des soins exagérés, une éducation physique viciée par les parents eux-mêmes, l'usage abusif des *bains tièdes adoucissants*, contribuent également à débiliter les enfants et à produire chez eux les mêmes phénomènes.

Un grand nombre d'enfants trouvent aussi dans un travail exagéré et dans la vie sédentaire que leurs études exigent, au moment même où ils auraient si grand besoin d'exercice, une cause réelle et permanente d'affaiblissement de leur constitution.

Toutes ces causes excessivement fréquentes dans notre société moderne, produisent des effets identiques. Aussi Michelet a-t-il pu, en critiquant notre système d'éducation actuel, s'écrier avec raison dans un livre demeuré célèbre : « *Nos œuvres sont prodigieuses et nos enfants misérables* » (1).

A tous ces enfants qui ont les cheveux blonds, la peau fine et blanche, les chairs molles et bouffies, qui sont pâles, délicats, quelquefois d'une maigreur extrême et qui doivent leur constitution lymphatique aux causes diverses que nous venons d'énumérer, on donne à profusion de l'huile de foie de morue, du vin de quin-

(1) *La Mer.*

quina, des fortifiants, des dépuratifs de tous genres. On a tort. A tous ces enfants, il faut, comme à de jeunes plantes qui s'étiolent, donner, non des médicaments, mais de l'air, de la lumière, de la chaleur.

Les bains de mer et l'atmosphère maritime jouissent, dans ce cas, d'une action spéciale, ils peuvent remplacer toutes les autres médications. Il est impossible, quand on ne l'a pas observé soi-même, de se figurer l'influence salutaire que l'eau et l'air de la mer exercent sur ces petits malades. L'effet que ces deux agents thérapeutiques produisent sur leur organisme est si prononcé, qu'il est souvent impossible de reconnaître, dans les enfants frais, roses, bronzés même, qui courent sur la plage, les petits êtres qui sont venus quelques semaines auparavant, faibles et languissants, chercher sur la côte les forces et la santé qu'ils avaient perdues.

Cette modification profonde de la santé et, par suite, de la constitution des enfants, est due à l'action qu'exercent sur l'économie les agents hygiéniques de toute nature que l'on trouve au bord de l'Océan. On ne saurait donc trop dire aux parents qui ont des enfants faibles, délicats : Conduisez vos enfants au bord de la mer.

La médication maritime est douée d'une action si puissante, qu'elle doit être placée, dans le jeune âge, au premier rang des médications toniques. Si l'on peut dire, avec autant de vérité que de raison, qu'il n'y a pas en médecine de remède plus commun, plus à la portée de tous que l'eau de l'Océan, on peut dire, avec autant de raison, qu'il n'existe pas, pour l'enfance souffrante ou pour l'enfance affaiblie, de médication plus efficace que les bains de mer.

CHAPITRE II

LA MER ET L'ATMOSPHÈRE MARITIME

Lorsque l'on conduit des enfants aux bains de mer, on doit parfaitement connaître les modificateurs hygiéniques qui composent la médication maritime. Ces deux grands modificateurs de l'organisme sont l'eau et l'air de la mer. Il est d'autant plus important de connaître ces modificateurs hygiéniques, de pouvoir apprécier leur action sur l'organisme des enfants, que ceux-ci se trouvent forcément soumis à cette action, non seulement le jour, mais encore la nuit, pennant tout le temps qu'ils restent au bord de l'Océan.

La composition et les propriétés de l'eau de mer, les phénomènes physiques de l'Océan doivent donc être connus de toutes les personnes qui vont au bord de la mer. Il en est de même de l'atmosphère maritime, de ses variations, de ses phénomènes météorologiques. Toutes ces questions méritent d'être étudiées avec soin.

L'eau de mer présente une couleur d'un bleu verdâtre un peu foncé qui devient plus clair sur la côte. Cette couleur varie suivant l'état de l'atmosphère, la direction du vent et la nature de la plage.

L'eau de mer a une saveur amère, salée

et nauséabonde; cette salure est due au chlorure de sodium (sel marin). Sa densité est plus grande que celle de l'eau douce : c'est ce qui explique la pression qu'elle exerce sur le corps du baigneur.

L'odeur particulière que l'on respire sur la plage ne peut s'oublier lorsqu'on l'a sentie. Plus forte sur une plage à galets que sur une plage sablonneuse, elle varie avec l'intensité du vent et la nature de la côte.

La température de l'eau de l'Océan éprouve moins de variations que celle de l'eau des fleuves et des rivières; elle est plus uniforme et varie beaucoup moins que celle de l'atmosphère.

Marées. — Les eaux de l'Océan sont soumises à des oscillations régulières et périodiques auxquelles on a donné le nom de *marées*. Ces oscillations journalières des eaux de la mer sont le résultat de l'attraction que le soleil, et surtout la lune, exercent sur l'Océan. Les plus grandes marées ont lieu aux pleines et aux nouvelles lunes, et les moins fortes aux premiers et aux derniers quartiers de la lune. Par suite de circonstances astronomiques, les marées les plus considérables ont lieu à l'époque des équinoxes, en mars et en septembre.

Voici en quoi consiste le phénomène des marées :

La mer monte pendant environ six heures, en s'enflant par degrés (flux); elle reste à peu près un quart d'heure stationnaire (pleine mer, marée haute), et se retire ensuite pendant six heures (reflux). Après un second repos d'un quart d'heure (basse mer, marée basse), elle recommence le même mouvement, et ainsi de suite.

La durée du flux et du reflux est, terme moyen, d'environ 12 heures 25 minutes. Les eaux de l'Océan éprouvent donc, dans un lieu quelconque, le phénomène du flux et du reflux, deux fois dans l'espace de 24 heures 50 minutes. Cette différence de 50 minutes, qui existe entre le jour solaire et le jour lunaire, occasionne le retard de 50 minutes qui se produit, chaque jour, dans l'heure de la marée. Ainsi, lorsque la pleine mer a lieu dans une localité à midi, elle a lieu le lendemain dans la même localité à midi 50 minutes, le surlendemain à 1 heure 40 minutes, et ainsi de suite, retardant chaque jour d'un espace de temps qui est toujours le même.

Ce phénomène du flux et du reflux subit, dans le voisinage des côtes, des modifications qui sont dues à l'action des vents ou des courants, à la disposition des plages, des falaises, des détroits et à une foule de causes locales.

Sur certaines plages, la mer se retire très loin ou *découvre beaucoup*; sur d'autres plages, elle ne s'éloigne qu'à une faible distance ou *découvre peu.* Dans quelques localités, le flux s'avance et se retire lentement; dans d'autres localités, au contraire, il avance et se retire avec une rapidité extrême. Ces considérations sont, pour les enfants, de la plus haute importance.

La surface de l'Océan est quelquefois à peine ridée et légèrement houleuse; d'autres fois, elle se couvre de lames plus ou moins fortes, de vagues plus ou moins élevées. Dans certains cas, les vagues frappent le rivage avec violence et déferlent au loin sur la plage; dans d'autres circonstances, elles frappent le rivage d'une manière continue, mais sans être douées d'un mouvement de progression sensible. On dit alors qu'il y a du *ressac*. Ces modifications dans le phénomène des marées et ces aspects divers de la surface de l'Océan sont dûs à la forme, à la nature de la plage et à l'état de l'atmosphère; ils intéressent vivement les petits baigneurs.

La hauteur des marées n'est pas la même sur toutes nos côtes. Cette inégalité qui est due, la plupart du temps, à des causes locales, est quelquefois fort sensible sur deux points souvent très rapprochés l'un de l'autre.

Le tableau suivant fait connaître la moyenne des différences de hauteur, entre la marée haute et la marée basse, pour les principaux points de notre littoral :

Port de l'Adour.	2m80	Lorient......	4m48
Arcachon.....	3 90	Audierne.....	4 »
Cordouan.....	4 70	Brest.......	6 42
La Rochelle...	5 34	Ile Bréhat....	10 02
Saint-Nazaire..	5 36	Saint-Malo....	11 36
Le Croisic....	5 »	Granville.....	12 30
Port-Louis....	4 70	Cherbourg....	5 64

Harfleur	5 64	Fécamp.	7 72
La Hougue. . . .	6 08	Dieppe	8 80
Embouchure de l'Orne	7 30	Boulogne.	7 92
Le Havre.	7 14	Calais.	6 24
		Dunkerque. . . .	5 36

Les chiffres contenus dans ce tableau font voir la rapidité avec laquelle la hauteur des marées augmente à mesure que l'on s'éloigne des plages unies et sablonneuses du sud-ouest de la France, et que l'on avance vers les côtes accidentées de la Bretagne et de la Manche. Ils démontrent également l'influence que la forme et la nature des côtes exercent sur l'élévation des eaux, dans le phénomène des marées. Toutes ces considérations expliquent, d'une manière mathématique, les accidents qui attristent si souvent certaines plages trop peu unies et beaucoup trop déclives de la Manche, où l'on voit, chaque année, des baigneurs, surpris par la marée montante, se noyer loin du rivage, ou des nageurs imprudents entraînés par la mer qui descend tout à coup, avec une force et une rapidité qu'ils ne peuvent maîtriser.

Lorsque la mer monte sur une plage large, peu inclinée, *où elle découvre beaucoup*, et sur laquelle la hauteur moyenne de la marée est de 3 m. à 3 m. 50, comme cela se voit sur certaines plages sablonneuses du golfe de Gascogne, le flux met six heures à parcourir une distance souvent très grande. Dans ce cas, le mer s'élève tout au plus de 50 à 60 centimètres par heure, et les enfants peuvent, sans le moindre danger, suivre, en s'amusant, le mouvement ascendant de la marée.

Lorsque, au contraire, la mer monte sur une plage à pente rapide, *où elle découvre peu*, et sur laquelle la hauteur de la marée est de 8 à 12 mètres, le flux, ainsi que cela se voit sur quelques plages, atteint une élévation de 2 à 3 mètres par heure. Dans ce cas, la mer couvre la plage avec une telle rapidité que les enfants qui jouent sur la grève ou qui s'amusent sur les rochers sont quelquefois emportés par les flots, sans avoir vu le danger qu'ils couraient, ou ne l'ayant vu qu'au moment où, déjà, ils ne pouvaient plus s'y soustraire.

L'étude de la géographie physique seule démontre donc que les plages sablonneuses de l'Océan sont *beaucoup plus sûres* pour les enfants, que certaines plages de la Manche aux falaises abruptes. En étudiant le littoral de la France, au point de vue de la géographie médicale, on voit, en outre, que les plages tièdes, sablonneuses, couvertes de pins, de l'ouest de la France, doivent, dans certains cas, être encore préférées aux plages froides et humides de la Manche, sous le double rapport de l'hygiène et de la thérapeutique.

Atmosphère maritime. — L'atmosphère maritime, très excitante, toujours chargée de particules salines, joue un rôle immense dans la médication maritime.

Sur les bords de l'Océan, la pression atmosphérique est plus forte qu'ailleurs. L'air, par conséquent, contient plus d'oxygène. Les oscillations barométriques et thermométriques y ont des amplitudes relativement minimes.

La pureté de l'atmosphère maritime donne à la lumière une intensité remarquable qui a, dans le traitement des maladies de l'enfance, une haute importance. Elle rend l'action des rayons solaires aussi vive, aussi complète que possible, et permet aux enfants de jouir d'une insolation continuelle qui leur est souvent aussi profitable que l'action des bains de mer.

L'atmosphère maritime, plus dense, plus oxygénée, plus lumineuse, plus constante dans sa température que l'atmosphère terrestre, toujours agitée par les brises, est sans cesse renouvelée par les vents, par des phénomènes météorologiques de toute nature. Tout cela contribue à rendre son action très salutaire.

Brise de mer. — Brise de terre. — L'échauffement inégal de la terre et de la mer produit sur les bords de l'Océan un phénomème météorologique d'une régularité constante, que les marins connaissent sous le nom de *brise*, et qu'il importe de faire connaître aux baigneurs, afin qu'ils puissent, à volonté, s'exposer à son influence ou s'y soustraire.

A des heures déterminées du jour et

de la nuit, le vent souffle de la mer, à d'autres heures, il souffle de la terre ; c'est la *brise de mer* et la *brise de terre*.

La *brise de mer*, qui rafraîchit toujours les côtes, commence peu de temps après le lever du soleil et augmente progressivement d'intensité jusqu'à deux ou trois heures de l'après-midi, moment où la chaleur du jour arrive à son maximum; elle diminue ensuite jusqu'au soir, puis cesse au coucher du soleil.

La *brise de terre* commence le soir et souffle toute la nuit, jusqu'au moment où le soleil venant à se lever, détermine de nouveau un courant en sens opposé dans l'atmosphère.

La *brise de mer* devenant plus forte à mesure que la chaleur du jour augmente, il en résulte qu'une température d'un degré thermométrique donné, est beaucoup plus suppor:able sur le bord de l'Océan que dans l'intérieur des terres.

L'atmosphère maritime est susceptible de se charger de principes étrangers qui modifient sa composition, et qui augmentent ses propriétés bienfaisantes. C'est ainsi que sur quelques plages de l'Océan, l'arôme résineux et balsamique du pin maritime mêle son parfum aux vapeurs iodurées et bromurées des algues et des varechs. L'atmosphère maritime, déjà si imprégnée de sel, devient alors excessivement salutaire, et offre au médecin des ressources aussi précieuses qu'efficaces dans la thérapeutique des maladies du jeune âge.

CHAPITRE III

ACTION DES BAINS DE MER CHEZ LES ENFANTS

L'effet physiologique que les bains de mer produisent sur les enfants est complexe : il se compose de l'ensemble des actions qu'exercent sur eux les agents de la médication maritime.

Toutes les personnes qui vivent sur les bords de l'Océan savent combien la sensation que l'on éprouve, lorsque l'on est mouillé par l'eau de mer, diffère de la sensation que l'on ressent lorsque l'on est mouillé par de l'eau douce. Ce phénomène dépend de la lenteur avec laquelle se fait l'évaporation de l'eau salée, de la soustraction moins rapide du calorique naturel qui en est la conséquence; mais il tient aussi à l'action propre de l'eau de mer et à l'action stimulante des particules salines que cette eau, en s'évaporant, dépose sur la peau.

J'ai vu très souvent des enfants faire de longues promenades en marchant, tantôt dans la mer, tantôt dans le sable. Après quelques instants de ce jeu qui les délassait d'une manière remarquable, ils avaient les pieds rouges et brûlants; cette rougeur et cette chaleur persistaient tout le reste du jour. Des enfants sujets à s'enrhumer, dès qu'ils se mouillaient les pieds, en ont agi ainsi d'après mes conseils, et, à leur grande satisfaction, s'en sont bien trouvés. C'est un mode de révulsion agréable que je regarde comme très salutaire dans certaines angines chroniques et dans certaines affections bronchiques propres à l'enfance. Je n'ai pas besoin de dire que ce moyen ne saurait être employé sur une plage vaseuse où couverte de galets, ni même sur une plage sablonneuse mais froide du nord de la France.

L'atmosphère maritime a, sur l'organisme des enfants, une action tout aussi vive, tout aussi efficace que l'eau de mer. Lorsqu'un enfant prend des bains de mer, l'eau de l'Océan n'agit sur lui que pendant un temps très limité chaque jour ; l'atmosphère maritime, au contraire, agit sur son organisme d'une manière incessante, pendant le jour et pendant les longues heures de la nuit. L'eau de mer n'agit que par son contact sur l'enveloppe cutanée ; l'air de l'Océan exerce à la fois son action vivifiante sur la peau et sur la muqueuse bronchique dont la nature spéciale et l'étendue considérable donnent lieu, dans le jeune âge, à d'importants phénomènes de stimulation et d'absorption pulmonaires.

Plus pure, plus dense, plus lumineuse, d'une température plus constante que l'atmosphère terrestre, incessamment renouvelée par la brise et les vents qui règnent sur les côtes, l'atmosphère maritime agit sur tous les organes et modifie profondément toutes les fonctions de l'économie. Elle tonifie la peau et les muqueuses. L'intensité de la lumière, si remarquable sur les bords de l'Océan, joue un rôle considérable dans cette stimulation générale. L'appétit, continuellement excité par l'air salé que les enfants respirent sans cesse, devient plus vif; les fonctions digestives prennent de l'activité et se régularisent.

L'air de la mer est loin d'occasionner chez les enfants une sensation de froid aussi désagréable et aussi dangereuse que l'air frais de l'intérieur des terres. Il sèche et rafraîchit, mais il ne provoque pas la toux comme le fait ce dernier. Il en est de l'air marin comme de l'eau de mer, qui mouille mais qui n'enrhume pas aussi facilement que l'eau douce. Une autre propriété de l'atmosphère maritime, bien digne d'attention, est l'action tonique et vivifiante qu'elle exerce, comme l'eau de la mer, sur le système musculaire.

CHAPITRE IV

MALADIES QUI RÉCLAMENT L'EMPLOI DES BAINS DE MER CHEZ LES ENFANTS

La médication maritime est une médication générale que l'on emploie dans les maladies de l'enfance, dans tous les cas où l'organisme a besoin d'être fortifié. Les bains de mer sont donc indiqués dans toutes les affections où la faiblesse et l'anémie prédominent, c'est-à-dire toutes les fois qu'il y a atonie des différents systèmes de l'économie ; tous les praticiens savent combien ces affections sont nombreuses, combien elles sont longues.

Affections lymphatiques. — De toutes les diathèses qui affligent l'enfance, la diathèse lymphatique est celle que l'on rencontre le plus fréquemment dans toutes les classes de la société.

Quelque prononcée que soit l'affection lymphatique, elle cède toujours à la médication maritime. Mais il est nécessaire, pour cela, que les enfants fassent un séjour prolongé sur les bords de l'Océan. Il faut donc que la plage sur laquelle on les conduit se trouve dans un climat tempéré, afin que ces petits malades puissent être du matin au soir, et pendant des mois entiers, soumis à l'influence bienfaisante de l'atmosphère maritime. En agissant de la sorte, les enfants lymphatiques retireront un bénéfice certain des bains de mer, et l'on sera toujours assuré de voir leur constitution se modifier complètement.

Scrofules. — L'affection scrofuleuse doit également être mise au premier rang des maladies qui trouvent un remède sûr, efficace, dans la médication maritime. C'est peut-être même la diathèse qui réclame le plus impérieusement l'usage des bains de mer chez les enfants et le séjour permanent de ces derniers sur les bords de l'Océan.

Faiblesse — Convalescence. — Les enfants naturellement faibles, ceux qui se trouvent affaiblis par une cause accidentelle, tous ceux qu'a épuisés l'atmosphère peu réparatrice des villes, éprouvent un bien-être immédiat des bains de mer. L'atmosphère de l'Océan et l'habitation à la côte donnent à tous ces petits malades une vigueur et une santé nouvelles. Ai-je besoin d'ajouter qu'il n'existe aucune médication aussi puissante que la médication maritime dans la convalescence des maladies qui ont profondément débilité l'organisme.

Croissance. — Parmi les phénomènes physiologiques qui amènent souvent une grave perturbation dans l'organisme des enfants, le phénomène de la croissance est un de ceux qui méritent le plus de fixer l'attention du praticien, parce qu'il se transforme souvent en un phénomène pathologique. L'action tonique des bains de mer est spécifique dans la croissance. Cette action semble avoir pour effet principal *le développement du corps dans le jeune âge et dans l'adolescence.*

Affections de l'estomac et des intestins. — Parmi les maladies qui réclament l'emploi de la médication maritime, je place en première ligne les affections de l'estomac et des intestins, si fréquentes dans le jeune âge.

Chez un grand nombre d'enfants, sous l'influence d'une constitution lymphatique, sous l'influence d'un travail excessif ou d'une vie trop sédentaire, on voit l'appétit diminuer peu à peu, puis disparaître entièrement. Ces enfants éprouvent parfois des douleurs intestinales vives, sont sujets aux vers, à la diarrhée. Ces mêmes phénomènes se produisent dans une infinité de cas propres au jeune âge, qui se caractérisent toujours par de la faiblesse et de l'anémie. Tous ces accidents disparaissent rapidement au bord de l'Océan.

Il en est de même des enfants qui sont difficiles pour leur nourriture, qui ne mangent jamais, qui ont horreur de la soupe, qui n'aiment que les fruits, les confitures, le chocolat, et qui sont tous, sinon des enfants gâtés, du moins des enfants très mal élevés. Dans tous ces cas, qui, pour moi, *dépendent toujours de la faiblesse des parents*, l'eau et l'air de la mer font merveille.

Bronchites. — Maux de gorge.— Certaines affections des bronches, les bronchites catarrhales, excessivement communes chez les enfants, guérissent promptement sur le bord de la mer. Il en est de même des maux de gorge auxquels tant d'enfants sont sujets. L'air salin de l'Océan, imprégné des senteurs résineuses du pin maritime, est excessivement salutaire dans tous ces cas, mais il faut porter un diagnostic précis. S'il y a des tubercules, on doit éloigner le petit malade des bords de la mer.

Coqueluche.— L'habitation au bord de l'Océan, au milieu des pins, est un remède souverain pour cette forme de bronchite essentiellement nerveuse. Le séjour au bord de la mer modifie toujours heureusement la coqueluche et en abrège la durée.

Courbure des jambes. — Il est une maladie tout à fait spéciale à l'enfance, qui fait le désespoir de bien des mères, et qui guérit admirablement sur les bords de l'Océan ; je veux parler de la *courbure des jambes* chez les tout jeunes enfants. Cette courbure des jambes est due à l'habitude qu'ont les mères et les nourrices de toujours porter les enfants sur le même bras, à l'habitude de faire marcher les enfants trop tôt, ou enfin à l'habitude qu'ont certaines nourrices de laisser toujours les enfants dans leur berceau sans mouvement aucun.

Quelle que soit la cause de cette courbure des jambes, il suffit, pour la faire disparaître, de conduire ces enfants sur les bords de la mer, sur une *plage sablonneuse tempérée*. Qu'ils prennent des bains ou qu'ils n'en prennent pas, ils guériront, pourvu qu'ils puissent constamment jouer, pieds et jambes nus, dans l'eau et dans le sable de la mer.

L'incontinence d'urine, la danse de Saint-Guy, etc., cèdent également à la médication maritime. — La diarrhée estivale des nourrissons cesse promptement au bord de la mer.

On voit combien est vaste le champ

de la médication maritime appliquée à l'enfance. Mais, pour que cette médication soit toujours couronnée de succès, il faut qu'elle soit employée d'une manière rationnelle et judicieuse, et qu'elle soit toujours secondée par une sage hygiène.

CHAPITRE V

DU CHOIX DE LA PLAGE

Lorsque l'on conduit des enfants aux bains de mer pour les guérir ou pour les fortifier, le choix de la plage mérite la plus sérieuse attention. Le souffle de la mer, en effet, n'est pas le même partout; il est essentiellement différent sur les plages de l'extrême nord de la France et sur celles du golfe de Gascogne.

Une plage que l'on destine à l'enfance doit être, avant tout, *sûre*, *commode*, *peu profonde*.

La première condition est la *sûreté*. Il faut, pour cela, qu'elle soit exclusivement *sablonneuse* et parfaitement unie. Les plages *à galets*, les plages à rochers sont dangereuses pour les enfants, en les exposant à des chutes continuelles. Ces plages ont, en outre, un autre inconvénient. Leur pente est très inclinée et elles deviennent rapidement profondes, tandis que les plages sablonneuses sont, en général, beaucoup plus plates.

A certains enfants, les plages du nord conviennent, à d'autres les plages méridionales, à d'autres, enfin, les plages tempérées. Dans une semblable question, le médecin seul peut et doit être juge, le choix de la plage doit donc toujours être fait par lui. La forme et la nature de la plage, en dehors de toute question de climat, modifient toujours la température de l'eau. Les plages unies et sablonneuses sont plus chaudes que les plages à galets.

Il est évident que des enfants débilités par la maladie ou la croissance, ou des enfants atteints d'une affection chronique de la muqueuse pulmonaire, supporteront mieux les bains de mer sur une plage tempérée où la réaction sera facile, que sur une plage froide où la réaction se fera lentement, et où ils resteront glacés et grelottants en sortant de l'eau. Mais, quelle que soit la plage sur laquelle on soit, il est rare que l'on ne puisse pas trouver une petite crique sablonneuse, peu profonde et abritée, où les enfants pourront s'ébattre en toute liberté.

Les cours d'eau douce formant marécages, les marais salants abandonnés ou irrégulièrement exploités, constituent, pour certaines plages, un voisinage dangereux. Les enfants, sur ces plages, contractent très facilement des fièvres intermittentes, dont on a, ensuite, beaucoup de peine à les débarrasser. Les marais salants en pleine activité, bien exploités, constituent, au contraire, un voisinage très salubre.

CHAPITRE VI

RÈGLES A SUIVRE DANS L'EMPLOI DES BAINS DE MER CHEZ LES ENFANTS

Les conseils que je donne dans ce chapitre sont surtout applicables aux *plages sablonneuses* tempérées, qui conviennent spécialement aux jeunes enfants. Il sera facile aux personnes qui seront sur des *plages à galets* ou sur des *plages mixtes*, de modifier ces conseils et de les approprier, autant que possible, à la nature et au climat de la plage sur laquelle elles se trouveront.

Lorsque les enfants arrivent sur le bord de la mer, il ne faut pas leur faire prendre de bain le jour même de leur arrivée. Il faut les laisser se reposer des fatigues du voyage et s'acclimater à l'air marin, toujours plus vif que celui qu'ils sont habitués à respirer. Pour cela, on les laisse tranquillement jouer deux ou trois jours sur la plage.

Heure du bain. — Les bains de mer se

prennent, en général, dans l'après-midi, lorsque l'heure de la marée le permet. La température de l'atmosphère étant alors plus élevée, un grand nombre d'enfants s'en trouvent mieux. D'un autre côté, l'action directe des rayons solaires rend moins pénible, chez les petits baigneurs, la sensation de froid qu'ils éprouvent au moment où ils sortent de l'eau. Cependant, lorsqu'il fait chaud et lorsque l'heure de la marée l'exige, les enfants doivent prendre leur bain le matin. Sur certaines plages, même, le bain du matin est meilleur que le bain de l'après-midi.

Dans ce cas, les enfants se baigneront peu de temps après être sortis du lit et après avoir fait une petite promenade, mais toujours avant que la faim se fasse sentir. Le sentiment de la faim produit chez les enfants un état de débilité qui augmenterait nécessairement dans l'eau et qui empêcherait la réaction de se produire. Il est inutile d'ajouter que les petits baigneurs doivent manger dès qu'ils sortent de l'eau, et qu'ils ne doivent pas attendre l'heure du déjeuner.

Le bain, pris le soir, doit être formellement interdit aux enfants. Lorsque le soleil est couché, la brise de terre donne toujours un peu de fraîcheur sur le bord de la mer. Les petits baigneurs alors auront froid en sortant de l'eau; ils auront beau s'essuyer, se couvrir de vêtements, se livrer même à la marche ou à tout autre exercice, ils se réchaufferont difficilement. La réaction se fera lentement chez eux, et ils demeureront toute la nuit sous une influence fâcheuse qui troublera leur sommeil, et qui pourra même avoir pour eux de graves inconvénients.

Quelques personnes, croyant aller plus vite, font prendre *deux bains* par jour à leurs enfants. Cette pratique est essentiellement blâmable. Pour que la médication maritime produise un effet toujours salutaire, il faut que la réaction entre chaque bain soit complète, entière. Pour cela, le repos de la nuit est tout à fait nécessaire.

Heure de la marée.—Pour que le bain de mer produise sur l'organisme un effet toujours heureux, il doit être pris d'une manière agréable ; il faut qu'il procure au petit baigneur une sensation de plaisir, une sensation de bien-être général. Or, le bain pris *à la marée basse* a toujours quelque chose de triste, de désagréable, quelle que soit, d'ailleurs, la beauté de la plage. L'eau, beaucoup moins propre à ce moment, est chargée de matières étrangères qui forment sur ses bords une écume épaisse et jaunâtre. Il faut, en outre, aller chercher la mer très loin, traverser la plage tout mouillé ou la traverser dans une espèce de voiture ou de cabane humide. Il y a là, pour les enfants, avant et après le bain, une cause de refroidissement toujours nuisible, qui suffit seule pour proscrire entièrement l'usage des bains de mer à la marée basse.

Lorsque la marée monte, il n'en est plus de même. En roulant les unes après les autres, sur une plage qui est restée plusieurs heures exposée aux rayons d'un soleil brûlant, les vagues absorbent peu à peu le calorique dont le sable se trouve imprégné. il est donc évident qu'à la *marée haute* et sur le bord de la mer, la température de l'eau sera plus élevée qu'elle ne l'était à la marée basse, et cela de toute la quantité de calorique que l'eau aura absorbée sur la plage, pendant la durée du flux.

Par un temps chaud, et sur une plage sablonneuse, cette différence est quelquefois très sensible, le sable, en raison de sa ténuité, cédant sa chaleur beaucoup plus promptement que ne le font les galets et les rochers. C'est pour cela que les plages à galets sont plus froides que les plages sablonneuses. Lorsqu'il s'agit d'enfants, c'est une considération qu'il ne faut pas négliger, et qui a, dans un grand nombre de cas, une haute importance.

Le bain de mer, pris à la *marée montante*, est donc, sous le rapport de l'agrément, comme sous celui de l'élévation de température de l'eau, de beaucoup préférable au bain de mer pris à la *marée basse*.

Une autre raison, qui n'est fondée que sur une mesure de prudence, me fait toujours prescrire le bain de mer aux enfants, *à la marée montante*, surtout lorsque la mer est un peu houleuse. Lorsque la mer monte, elle tend à repousser vers le rivage tout ce qu'elle rencontre. Si donc, les enfants sont renversés par une vague un peu forte, ils sont rejetés sur le sable. En se voyant hors de l'eau, ils riront de leur chute, et ne seront pas effrayés, comme ils le seraient *à la marée descendante* en se sentant entraînés par une force irrésistible, du côté où la mer a plus de profondeur. Ce jeu les amuse même beaucoup, et ils apprennent ainsi à ne pas avoir peur de l'eau.

Lorsque la mer finit de monter, lorsqu'elle est pleine, l'eau de la plage présente des conditions qui, sous tous les rapports, *sont meilleures pour le bain que dans tout autre moment*. Les enfants pourront donc toujours, en modifiant un peu, et de temps en temps seulement, les heures de leurs repas, profiter de l'un des moments de la marée que je viens de signaler. Par conséquent, *l'heure du bain devra toujours être réglée sur l'heure de la marée*; mais on ne doit pas oublier qu'un intervalle de deux heures au moins est nécessaire entre la fin du dernier repas et le moment de l'immersion dans la mer.

Costume. — Le costume de bain le plus commode, pour les enfants, se compose d'un pantalon court et d'une petite blouse serrée à la taille, ou d'un pantalon à corsage d'une seule pièce. Ce vêtement, *en étoffe de laine légère*, se boutonne par devant et est très facile à mettre et à ôter. Un chapeau de paille, à larges bords, garantira la tête des petits baigneurs de l'action trop forte des rayons du soleil.

Les enfants mettront en outre, s'ils le veulent, des chaussures excessivement légères. Sur certaines plages, ils pourront même s'en passer ; ils se baigneront pieds nus, tant le sable y est fin et uni.

De l'exercice avant le bain. — Lorsque le petit baigneur aura revêtu son costume de bain, il se promènera quelques instants sur la plage, afin de mettre la température de son corps en harmonie avec celle de l'air ambiant. Il ne devra se promener que le temps qui lui est strictement nécessaire pour perdre l'excès de calorique qu'aura pu lui procurer la marche ou l'exercice, et il aura bien soin de ne pas attendre d'avoir froid pour entrer dans la mer. Il vaut mieux entrer dans l'eau ayant chaud qu'ayant froid.

Manière d'entrer dans l'eau. — Le petit baigneur entrera dans la mer *en courant*, faisant jaillir l'eau sur lui. Après avoir fait quelques pas, il fléchira vivement les genoux en portant le tronc en avant, et plongera trois ou quatre fois son corps dans l'eau. En même temps, il se frottera le devant de la poitrine avec la paume de la main, afin de diminuer le sentiment d'anxiété et d'oppression que tout le monde éprouve à cet instant. Il entrera hardiment dans la mer.

Si l'enfant sait nager, il entrera également dans l'eau en courant, puis il s'élancera dans la mer au lieu de s'y plonger à diverses reprises, comme je viens de le dire.

Sur certaines plages à galets, le guide prend les enfants, les enlève, les plonge brusquement dans l'eau, sans que ces malheureuses petites créatures, déjà paralysées par la crainte, puissent exécuter le moindre mouvement pour réagir contre la sensation de froid si peu agréable qu'on leur procure. Ces bains peuvent-ils produire un effet aussi salutaire que lorsque les enfants jouent et courent, libres et joyeux, sur un sable très chaud, avant, pendant et après le bain ? La réponse ne saurait être douteuse.

Un enfant ne doit jamais être plongé dans l'eau malgré lui et lorsqu'il a peur.

De l'exercice dans le bain. — De toutes les manières de se baigner à la mer, la meilleure, sans contredit, est celle qui consiste à nager. Les enfants feront donc très bien de prendre, en se baignant, des leçons de natation, rien ne pouvant, à la mer, remplacer les mouvements souples et réguliers qui constituent l'art du nageur.

Les enfants qui ne savent pas nager devront se donner, pendant leur bain, le plus de mouvement possible, afin de diminuer cette propension au refroidissement que l'on éprouve toujours dans la mer, et qui est cause, bien souvent, que le bain ne peut pas avoir la durée qu'on aurait voulu lui donner.

Ce qu'il faut éviter par dessus tout, c'est de se tenir dans la mer, comme le font précisément beaucoup de petits baigneurs trop timorés, debout, ayant de l'eau jusqu'à la ceinture, et le reste du corps à découvert, après qu'il a été mouillé. Lorsque l'on prend un bain de mer, il faut que *le corps soit constamment ou presque constamment sous l'eau.*

Durée du bain. — Il est difficile de fixer d'une manière exacte et précise le temps pendant lequel les enfants doivent rester dans l'eau. Cependant, on peut dire d'une manière générale que la durée du bain de mer *doit toujours être très courte.* Cette durée variera selon l'âge et la constitution des petits baigneurs, selon le degré de chaleur de l'eau et de l'atmosphère, et aussi selon l'état de la mer. Le bain doit être *d'autant plus court* que les enfants sont plus jeunes et plus faibles, la température de l'eau ou celle de l'atmosphère moins élevée, et la surface de l'Océan plus agitée.

Les enfants d'un âge très tendre et les enfants faibles doivent rester dans l'eau de *une à deux minutes*, et même moins. Au-dessus de cet âge, et chez les enfants qui se trouvent dans de meilleures dispositions de santé, la durée du bain sera portée de *deux à trois minutes.*

A mesure que l'usage des bains de mer fortifiera les enfants, la durée du bain pourra être *légèrement* et graduellement augmentée.

On peut dire d'une manière générale qu'il est prudent pour le baigneur de sortir de la mer quand, après avoir éprouvé dans l'eau un sentiment de bien-être remarquable, il commence à ressentir une sensation de froid.

Sortie de l'eau. — Le petit baigneur, en sortant de l'eau, trempera ses pieds *une ou deux secondes* dans de l'eau chaude, ainsi que cela se pratique sur un grand nombre de plages, afin de rappeler, vers les extrêmités inférieures, le sang que le bain de mer fait toujours refluer vers la tête, et afin aussi de débarrasser ses pieds du sable qui s'y sera attaché. Il s'essuiera *immédiatement* et *très légèrement* avec du linge *non chauffé*, et il mettra sa chemise également *non chauffée*. Cette manière de faire a pour but de faciliter la réaction et de laisser adhérer à la peau une partie des principes salins qui entrent dans la composition de l'eau de mer et qui provoquent, sur toute la surface du corps, une réaction salutaire.

Aussitôt qu'il aura fini de mettre ses vêtements, le petit baigneur prendra un peu d'exercice, et il ne tardera pas à éprouver une sensation de chaleur agréable. L'accroissement de la force musculaire, le bien-être que l'enfant ressentira, seront une preuve certaine des avantages qu'il retirera de l'usage des bains froids. Si ce sentiment de chaleur ne se faisait pas sentir, si le petit baigneur, au contraire, continuait à avoir froid, ce serait une preuve qu'il serait resté trop longtemps dans l'eau et que la réaction ne se fait pas. Un petit verre de vin généreux, ou une tasse de thé ferait immédiatement disparaître ce léger malaise.

Sous aucun prétexte, les enfants ne se mettront au lit en sortant de l'eau. Sous aucun prétexte, ils ne resteront tranquilles, immobiles sur la plage, après le bain. Cette pratique vicieuse leur ferait perdre les bénéfices des bains de mer. Après le bain, il faut marcher, sans se fatiguer.

Age auquel les enfants peuvent prendre les bains de mer. — Les enfants au dessous de trois ou quatre ans, à moins d'exceptions rares, toujours indiquées par le médecin, ne doivent pas prendre de bains de mer. L'immensité de l'Océan, le bruit des vagues, le sentiment d'oppression épigastrique que l'on éprouve en entrant dans l'eau, tout se réunit pour les effrayer et pour rendre dangereuse chez eux une pratique qui leur deviendra si salutaire à un âge un peu plus avancé, mais ils peuvent prendre avec avantage des bains d'air maritime, et des bains *d'eau de mer chauffée*, tièdes, très courts.

Il ne faut jamais, je l'ai déjà dit, plonger les enfants dans la mer *par surprise et malgré eux.* Il faut les amener à se mettre d'eux-mêmes dans l'eau, ce qui est toujours facile. Un moyen bien simple d'habituer les jeunes enfants à la vue et au bruit de l'Océan, consiste à se promener avec eux sur la plage, lorsque la mer est calme et *pendant que la marée monte.* On jette dans la mer des objets qui surnagent et qu'ils cherchent à saisir lorsque la vague les amène près d'eux. De temps en temps, une vague un peu plus forte que les autres, mouille leurs pieds, puis leurs jambes. Au bout de quelques instants, le désir d'avoir les objets qui flottent l'emporte sur la peur qu'ils ont de marcher dans l'eau ; la vue, le bruit des vagues ne les effraient plus et ils entrent résolûment dans la mer.

On voit tous les ans, sur les plages à la mode, de tout jeunes enfants que l'on plonge *malgré eux* dans la mer, et qui se cramponnent convulsivement au cou des personnes qui les tiennent dans leurs bras. Malgré leurs cris, malgré leurs larmes, *malgré leur effroi*, on les plonge dans l'eau. Cette pratique irrationnelle me paraît *excessivement dangereuse* et capable d'amener de graves accidents.

Chez ces enfants, les bains de mer

peuvent et doivent être remplacés par des bains de sable ou par des bains d'air maritime.

Une saison de bains de mer. — Pour beaucoup de personnes, l'immersion du corps dans la mer à une heure déterminée de la journée, répétée pendant un certain laps de temps, constitue, seule, ce que l'on est convenu, dans le monde, d'appeler « *une saison de bains de mer* ». C'est là une manière de voir que le médecin ne peut adopter.

Une saison de bains de mer se compose bien, il est vrai, d'un certain nombre de bains que les enfants prennent chaque jour, à une heure déterminée, mais elle se compose aussi, je dirai même elle se compose surtout, pour le médecin, du régime que ces mêmes enfants suivent, de l'hygiène qu'ils observent pendant qu'ils prennent ces bains. C'est dans ce cas seulement que les bains de mer constituent une médication spéciale, dont l'action prudemment conduite est toujours fortifiante. Il est donc à désirer que les enfants restent soumis à toutes ces influences, aussi longtemps que cela est possible. Une saison de bains de mer, pour les enfants, doit donc durer *autant que possible*, c'est-à-dire aussi longtemps que le permettent les occupations de leurs parents et la chaleur atmosphérique.

Les préceptes que je viens de donner s'appliquent d'une manière générale à tous les enfants. Mais on devra les modifier, dans l'application que l'on en fera, suivant la constitution des petits baigneurs, suivant la maladie dont ils seront atteints et aussi suivant la plage sur laquelle on se trouvera. Un enfant qui aura la muqueuse pulmonaire susceptible, ou qui aura une bronchite chronique, sera loin de pouvoir user de la médication maritime, comme le fera un enfant atteint d'une maladie ou plutôt d'une perversion des fonctions digestives.

Un enfant lymphatique, un enfant fatigué par la croissance, chez lequel il y aura faiblesse et atonie de tous les organes, de toutes les fonctions, ne devra pas prendre les bains de mer de la même manière qu'un enfant nerveux et excitable, que le simple mouvement des vagues, que la simple immersion dans la mer impressionnent souvent d'une manière incroyable. Chez l'un, l'atmosphère excitante de l'Océan devra toujours être adoucie par les senteurs résineuses du pin maritime; chez l'autre, cette atmosphère et le souffle salé de la brise activeront et rétabliront en quelques jours les fonctions digestives. Chez certains enfants, la brise un peu froide et l'eau plus froide de la Manche conviendront. Chez celui-ci, le bain devra être plus long; chez celui-là, il devra être très court. Aux uns, le bain du matin conviendra, aux autres, le bain de l'après-midi.

Il n'appartient qu'au médecin de préciser, d'apprécier toutes ces modifications qui varient avec chaque enfant et qui déterminent et confirment, seules, le succès de la médication maritime dans le jeune âge.

CHAPITRE VII

HYGIÈNE DES ENFANTS AU BORD DE LA MER

Pour que les enfants malades retirent de l'usage des bains de mer un bénéfice assuré, il faut qu'ils se conforment rigoureusement aux prescriptions d'une hygiène et d'une diététique appropriées à leur état. Lorsque l'on veut fortifier, ou lorsque l'on veut guérir des enfants, il ne suffit pas, comme beaucoup de personnes le croient, de les conduire à la mer. Pour arriver à ce but, il faut d'abord choisir la plage sur laquelle on les conduira, il faut ensuite connaître les règles que ces petits malades ont à observer dans l'usage des bains et la manière dont ils doivent vivre sur les bords de l'Océan.

L'hygiène des enfants sur les bords de la mer, consiste pour eux à se trouver continuellement exposés aux influences salutaires de l'atmosphère maritime, afin d'être constamment baignés et pénétrés par l'air marin, qui est si excitant et si bienfaisant tout à la fois.

Afin de ne pas soustraire un instant son corps à l'action bienfaisante de l'air et du soleil, ces deux grands modificateurs hygiéniques, le petit baigneur vivra continuellement sur la plage. On lui fera habiter une chambre *vaste*, *aérée*, dans laquelle il pourra largement respirer. Il portera un vêtement léger, en toile blanche ou de couleur claire, qu'il ne craindra jamais de salir ou de mouiller, sauf à se couvrir davantage le soir, si la température l'exige. Un chapeau de paille garantira sa tête des rayons solaires.

Les tout jeunes enfants qui ne prennent pas de bains, mais qui passent tout leur temps à s'amuser dans le sable, ou à patauger dans le sable mouillé de la plage, doivent avoir un petit vêtement en laine légère, la laine mouillée ne produisant pas sur la peau, la sensation de froid que produit la toile mouillée.

Les enfants doivent avoir des vêtements qui ne compriment nullement le corps, qui permettent aux muscles d'agir et qui ne leur imposent aucune contrainte. C'est dire que je proscris aux bains de mer toutes les toilettes qui transforment les enfants en petites poupées, marchant sur la pointe des pieds de peur de se salir.

Des chaussures très légères, telles que des brodequins en toile à voiles, suffiront aux enfants pour courir sur le sable. Les petits baigneurs pourront même passer une partie de la journée, jambes et pieds nus sur la plage, avec un très grand avantage pour leur santé. S'ils attrapent aux jambes ce que l'on appelle un coup de soleil, il auront soin, pendant un ou deux jours, de ne pas se mouiller les jambes avec l'eau de la mer, et de les couvrir de poudre de riz. Cela suffira pour calmer les démangeaisons. Après ce petit accident qui n'a aucune importance, leur peau sera bronzée et n'aura plus rien à redouter.

Les enfants devront avoir les cheveux coupés court.

Les enfants dont les fonctions digestives seront continuellement excitées par l'air vif et salin du bord de la mer, trouveront dans le poisson et les coquillages toujours abondants sur les côtes, une nourriture saine et salutaire, renfermant en quantité de l'iode et du chlorure de sodium parfaitement assimilés. Ces aliments remplaceront avec avantage l'huile de foie de morue et toutes les préparations pharmaceutiques analogues.

L'effet excitant que l'atmosphère maritime et les bains de mer produisent chez les enfants ne peut devenir salutaire chez eux, qu'à la condition expresse qu'ils répareront leurs forces. Les petits baigneurs doivent donc consacrer beaucoup de temps au sommeil, et ne jamais veiller, rien ne pouvant, dans le jeune âge, remplacer le repos qui se prend la nuit. Les enfants ne doivent prendre sur le bord de l'Océan que des plaisirs qui fortifient, et non des plaisirs qui énervent. Tel est le langage que doit tenir le médecin aux personnes qui conduisent leurs enfants aux bains de mer.

Il faut habituer les enfants à se coucher de bonne heure et à se lever de bonne heure, c'est-à-dire dès qu'ils sont éveillés. C'est une pratique excessivement salutaire. Rien n'affaiblit autant les enfants que l'habitude de rester au lit, le matin, après leur réveil. Rien, au contraire, ne donne de la force et de l'appétit, comme les promenades matinales au bord de la mer. Avis aux mères dont les enfants ne veulent jamais manger de soupe.

On fera bien toujours de conduire les enfants sur des plages tranquilles. Les distractions qu'ils y trouveront fortifieront leur corps. La pêche, les promenades en mer, les promenades sur la côte, les excursions sur les dunes ou les falaises, dans lesquelles ils respireront toujours un air pur et vivifiant, seconderont puissamment chez eux l'action des bains de mer.

Quelle que soit la plage sur laquelle on se trouve, et il y en a de délicieuses sur les côtes de Bretagne et de Normandie, comme sur les côtes de l'Océan, il faut faire passer en première ligne, parmi les distractions que l'on donne aux enfants, leur séjour prolongé sur la plage et les promenades au bord de la mer.

Si la plage est sablonneuse, couverte

de pins, les enfants ne s'y ennuieront jamais. Ils y trouveront pour dormir, nne ombre salutaire ; pour s'amuser de l'eau salée dans laquelle ils barboteront sans danger, du sable chaud et imprégné de sel dans lequel ils pourront jouer et courir toute la journée. Un enfant s'est-il jamais ennuyé là où il y a du sable, surtout lorsqu'il peut y ajouter de l'eau et se salir à son aise ? En jouant ainsi sur le bord de la mer, les enfants faibles retrouveront toujours et sans s'en apercevoir, la force et la santé !

Si la côte a des rochers, des galets, ce qui est plus gai qu'une côte sablonneuse, mais ce qui est plus dangereux, les enfants s'amuseront, à mer basse, à ramasser des coquillages, à prendre de petits poissons dans les criques des rochers, dans les flaques d'eau, mais ils n'auront pas *les pieds nus*, et devront alors être l'objet d'une surveillance continuelle, si l'on veut éviter les chutes, les entorses et les accidents de toute nature.

De tous les exercices qui conviennent le mieux aux enfants sur les bords de l'Océan, la promenade est le plus agréable et le plus facile. Certaines plages sablonneuses de l'Océan sont tellement unies que l'on peut en suivre les contours pendant des heures entières, à la marée basse comme à la marée haute, avec sécurité. Lorsque l'on fera de ces promenades, je ne saurais trop recommander aux parents de laisser leurs enfants marcher dans l'eau.

Ces courses, dans lesquelles les enfants ont de l'eau tantôt jusqu'aux chevilles, tantôt jusqu'aux genoux, les amusent beaucoup et leur donnent une force étonnante. Rien ne les délasse comme cette immersion partielle des jambes dans l'eau presque toujours tiède du rivage. Ils peuvent continuer à se promener, quoique leurs vêtements soient mouillés par l'eau de mer, ils ne s'enrhumeront jamais. Au lieu d'éprouver une sensation de refroidissement, ils ressentiront, au contraire, sur la partie des jambes qui aura été mouillée, une chaleur très grande, preuve certaine de l'excitation salutaire qu'a produite chez eux le contact momentané de l'eau salée.

Quand on entreprend de ces promenades avec des enfants, ces derniers doivent toujours avoir dans leurs poches du pain et quelques fruits qu'ils mangeront lorsque la faim se fera sentir. Sans cette précaution, on serait quelquefois très embarrassé, car sur la côte ou dans les dunes, on est souvent fort éloigné de toute habitation.

La pêche des coquillages, toujours si facile à la marée descendante, amusera beaucoup les petits baigneurs et leur fournira le moyen de passer une partie de la journée sur la plage, les jambes et les bras dans l'eau de mer. Cela secondera puissamment les effets de la médication maritime chez les enfants faibles et lymphatiques.

La pêche à la courtine, la pêche à la seine, la pêche des crevettes, qui se pratiquent journellement sur certaines plages, constituent pour les enfants un exercice aussi agréable que salutaire, à cause du mouvement qu'ils prennent dans l'eau de mer, sans l'apparence du plus petit danger. Mais, comme une ou plusieurs parties du corps sont alors constamment mouillées, les enfants devront avoir, pour s'y livrer, un pantalon et une chemise de laine, ou tout au moins une chemise de laine à longues manches, sous leur costume de bain. Par ce moyen, ils éviteront toute cause de refroidissement.

La natation est un des exercices qui conviennent le mieux aux enfants et aux jeunes gens, et auquel ils feront très bien de se livrer, quand ils pourront le faire sans courir aucun danger; et ici, je ne saurais trop recommander aux jeunes baigneurs de ne jamais se livrer à cet exercice salutaire à marée descendante, et surtout de bien se défier des courants, qui sont si fréquents, si dangereux sur certaines plages, et dont les étrangers, malheureusement, n'ont presque jamais connaissance.

Les promenades en mer sont également très favorables aux enfants, qui se trouveront très bien de passer quelques heures sur l'Océan. Ces promenades donnent du ton et excitent l'appétit. Lorsque le temps est beau et que l'on est tranquillement assis sur le pont de la chaloupe ou du navire qui vous porte, on respire largement, et l'on sent l'action de l'air marin qui vous vivifie.

Afin de rendre ces promenades salutaires, il ne faudra jamais négliger les mesures dictées par l'hygiène et par la prudence. Quelle que soit la chaleur de l'atmosphère, quelle que soit la beauté du temps, les enfants devront toujours avoir à leur disposition des vêtements un peu chauds pour faire ces excursions. On ne devra, d'ailleurs, permettre ces promenades que lorsque le temps sera très sûr et le vent bien placé. Dans tous les cas, les enfants devront être accompagnés de marins expérimentés. C'est à cette seule condition que l'on éloignera toute idée de danger. Toutes les fois que l'on fait une promenade en mer avec des enfants, il faut toujours prendre un bateau ponté, monté par plusieurs hommes d'équipage. Les canots d'amateurs ou les canots conduits par un seul marin doivent être formellement interdits aux enfants, que l'on soit sur la Manche ou que l'on soit sur l'Océan.

Telle est l'hygiène que les petits baigneurs doivent suivre au bord de la mer.

Telle est la manière dont les enfants doivent passer leur temps lorsqu'ils sont aux bains de mer, s'ils veulent en revenir forts et bien portants.

Ce n'est qu'en suivant un régime convenable, ce n'est qu'en se conformant aux préceptes d'une sage hygiène que les enfants trouveront dans la médication maritime les éléments assurés d'une vivification et d'une constitution nouvelles. A cette condition seule, l'Océan offre tous les ans avec libéralité, aux enfants faibles et aux enfants malades, de l'eau qui les régénère, des aliments qui les fortifient, une atmosphère qui les vivifie. Voilà ce que les pères et les mères de famille ne doivent jamais oublier.

Lyon. — Imprimerie Vitte & Perrussel, rue Sala, 58.

La Fécule Dutaut

Est le Meilleur Aliment des Nourrissons

30 ANS DE SUCCÈS ! — 8 MÉDAILLES BRONZE, ARGENT & OR

Cette précieuse farine forme avec le lait une bouillie très-agréable au goût, **que les enfants préfèrent à tout autre mode d'alimentation.** Elle se digère très-bien, **n'aigrit jamais**, et les enfants soumis à son usage n'ont jamais ni vomissements, ni diarrhée, même à l'époque de la dentition. C'est assurément **le meilleur aliment connu**, pour aider l'insuffisance de l'allaitement maternel, et remplacer, au besoin, la nourrice mercenaire.

« *La* **Fécule-Dutaut** *me paraît appelée à rendre de grands services. Je l'ai souvent employée, je l'emploie journellement dans ma clientèle, et n'ai qu'à m'en louer. C'est un aliment parfait et d'un goût agréable que les enfants digèrent facilement.*

5 Janvier 1874. « **Dr BROCHARD**, ✻

« Lauréat de l'Institut (prix Montyon) et de la Faculté de Médecine, etc. »

« *Depuis plus de douze années, j'emploie la* **Fécule-Dutaut.** *Je dois à la vérité de dire qu'elle m'a été constamment utile pour les enfants nourris au biberon et qui étaient atteints du muguet ou de diarrhée. — Je la considere surtout comme un excellent adjuvant, dans l'allaitement maternel, lorsque le lait est insuffisant ou par sa quantité, ou par ses qualités nutritives*

« Bordeaux, 5 janvier 1873 **Dr RIQUARD.**

« Médecin en chef de l'Hôpital des Enfants. »

Chaque Boîte est revêtue de la Signature :

Usine et Entrepôt à CHOISY, près Paris *S. Dutaut & fils*

Dépôt à PARIS : **Phie BRETONNEAU**, *Rue Marengo*, 6.

PULLNA (BOHÊME). — La plus digestive et purgative des Eaux minérales.

Réputation centenaire française

Antoine ULBRICH, fils du Fondateur, à Pullna

Librairie J.-B. BAILLIÈRE & Fils

COCCHI. — **Le régime de Pythagore**, d'aprè le Dr COCCHI; — **De la Sobriété**, conseils pou vivre longtemps, par L. CORNARO; — **Le vra Moyen de vivre plus de cent ans dans un parfaite santé**, par L. LESSIUS. 1880. 1 vol in-18 jésus, avec 5 planches. . . . . 3 fr.

GROS (C.-H.). — **Mémoires d'un estomac**, écri par lui-même, pour le bénéfice de tous ceux q mangent et qui lisent. 3e édition. 1 vol. in-1 jésus de 186 pages. . . . . 2 fr.

JOLLY. — **Hygiène morale**. 1 vol. in-18 jésus, d 300 pages. . . . . 2 fr.

REVEILLÉ-PARISE (J.-H.). — **Physiologie e hygiène des hommes livrés aux travau de l'esprit**, ou recherches sur le physiqu et le moral, les habitudes, les maladies et l régime des gens de lettres, artistes, savant hommes d'État, jurisconsultes, administrateur etc. 1 vol. in-18 jésus de 435 pages. . 4 fr.

DONNÉ. — **Hygiène des Gens du monde**, 2e éd tion. 1 vol. in-18 jésus de 448 pages. . 3 fr. 5

FEUCHTERSLEBEN. — **Hygiène de l'Ame**, 3e édi tion. 1 vol. in-18 jésus de 260 pages. . 2 fr. 5

DALTON. — **Physiologie et hygiène des Ecole des Collèges et des Familles**, par J.-C. DAL TON, professeur au Collège des médecins et d chirurgiens de New-York. 1 vol. in-18 jésus 536 pages, avec 6 figures. . . . . . 4 fr.

Lyon. — Imp. VITTE & PERRUSSEL, rue Sala, 58

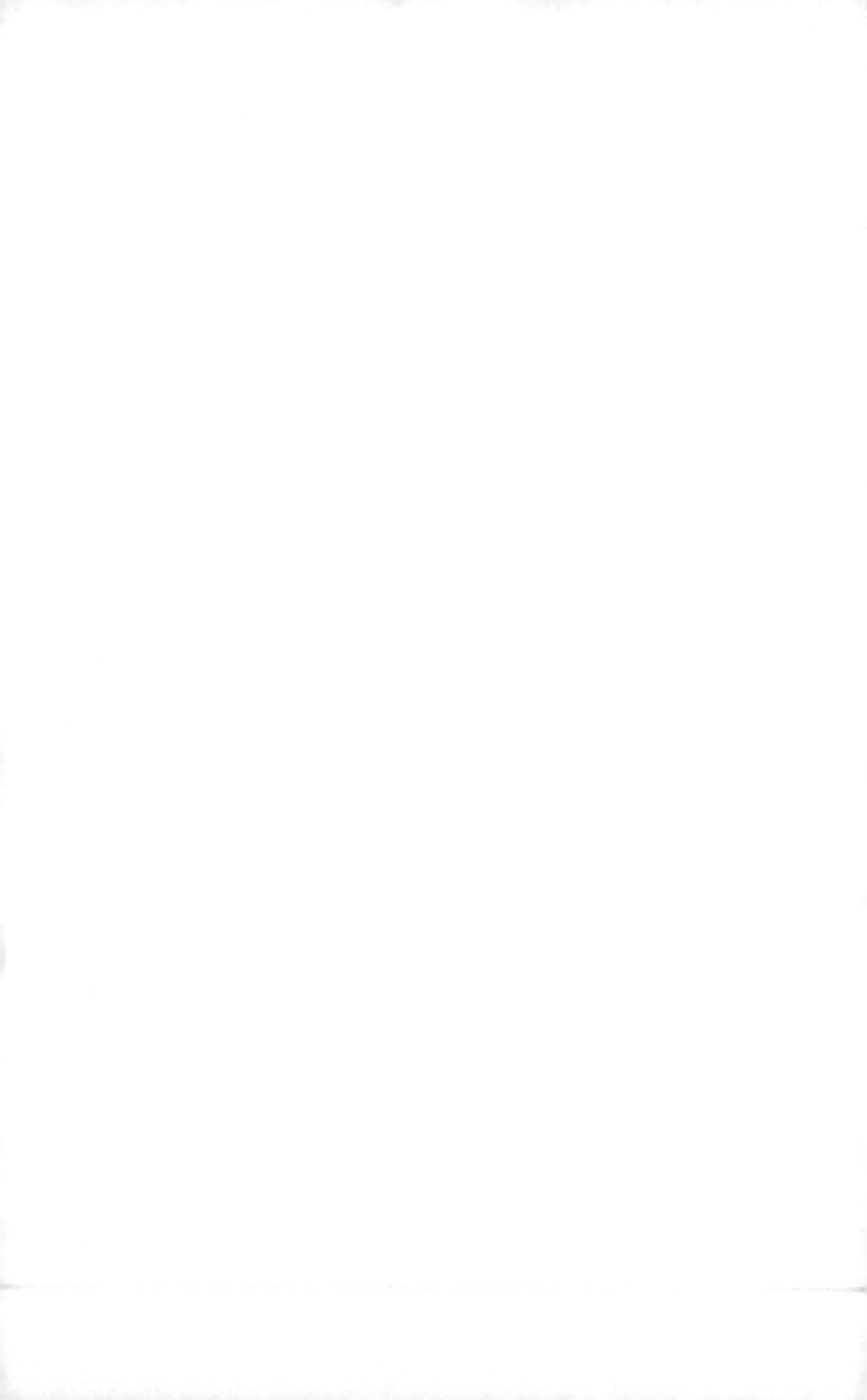

www.ingramcontent.com/pod-product-compliance
Ingram Content Group UK Ltd.
Pitfield, Milton Keynes, MK11 3LW, UK
UKHW020209200726
13856UKWH00004B/1281